LA

CHIRURGIE POPULAIRE

OU

L'ART DE PORTER DE PROMPTS SECOURS,

ET D'APPLIQUER DES MOYENS SIMPLES DE PANSEMENT, DANS LES ACCIDENTS GRAVES, ET EN ATTENDANT L'ARRIVÉE D'UN CHIRURGIEN.

Par le Docteur MAYOR,

Chirurgien en chef de l'Hôpital de Lausanne,
Membre du Conseil de santé, Correspondant de l'Académie royale de Médecine,
et d'un grand nombre de Sociétés savantes.

Fais à autrui ce que tu voudrais qui te fût fait à toi-même.

PARIS.

BÉCHET Jne ET LABÉ,

LIBRAIRES DE LA FACULTÉ DE MÉDECINE,
Place de l'École-de-Médecine, 4.

1841

LA
CHIRURGIE POPULAIRE

OU

L'ART DE PORTER DE PROMPTS SECOURS,

ET D'APPLIQUER DES MOYENS SIMPLES DE PANSEMENT, DANS LES ACCIDENTS GRAVES, ET EN ATTENDANT L'ARRIVÉE D'UN CHIRURGIEN.

Par le Docteur MAYOR,

Chirurgien en chef de l'Hôpital de Lausanne,
Membre du Conseil de santé, Correspondant de l'Académie royale de Médecine,
et d'un grand nombre de Sociétés savantes.

Fais à autrui ce que tu voudrais
qui te fût fait à toi-même.

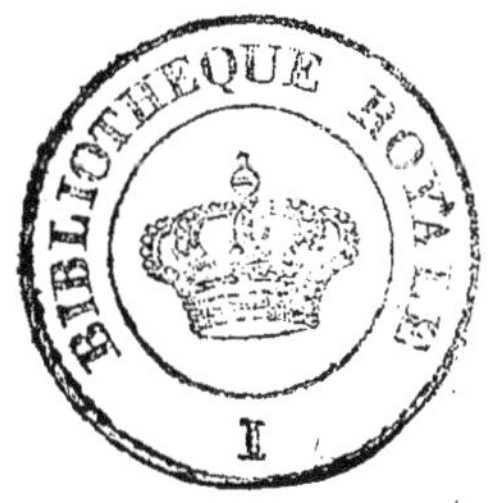

PARIS.

BÉCHET Jne ET LABÉ,

LIBRAIRES DE LA FACULTÉ DE MÉDECINE,

Place de l'École-de-Médecine, 4.

1841

TABLE DES MATIÈRES.

INTRODUCTION.

On peut se passer de médecine *populaire* ou *domestique*, et de traités sur la manière de soigner et droguer soi-même ou les siens. Il est même reconnu que les livres de ce genre n'ont produit que très-peu de bien, et qu'ils ont fait et feront toujours beaucoup de mal. C'est une arme à deux tranchants et trop difficile à manier.

La chirurgie, au contraire, EXIGE d'être mise à la portée de tout le monde; car il est indispensable de connaître certains moyens simples, faciles et sûrs de venir PROMPTEMENT au secours de la plupart des blessés, *en l'absence de l'homme de l'art* et en attendant qu'il soit arrivé. Sans ces secours rapides, un très-grand nombre de ces malheureux sont irrévocablement voués à une mort certaine; d'autres, faute de soins convenables, ou à raison de manœuvres *mal entendues*, sont destinés à subir des opérations graves, et souvent d'affreuses mutilations; la plupart sont nécessairement exposés à des douleurs et à des tortures à pure perte, et qu'on eût évitées avec un peu d'intelligence et par quelques légères précautions.

Or, ces moyens, ces soins, ces précautions sont

de tous les instants, et d'une haute importance, susceptibles d'être indiqués avec clarté, précision, en peu de pages et de manière à être saisis et appliqués avec facilité et sans aucune hésitation, par toute personne tant soit peu intelligente.

Cependant, chose bien étrange! il n'existe aucune instruction humanitaire, dans ce sens; aucune direction propre à rassurer un blessé, à le placer, remuer et transporter judicieusement et avec le moins de douleurs possible; aucun avis pour arrêter une hémorrhagie dangereuse, et qui peut seule compromettre son existence; rien, en un mot, pour indiquer les premiers soins à donner dans les ACCIDENTS graves et qui se compliquent de brulûres, de plaies étendues, de contusions et commotions violentes, de fractures, de luxations, d'asphyxies, de morts apparentes, etc. etc.

Cependant encore, cet infortuné et les personnes qui l'entourent, sont éloignés des secours de l'art. Ils se voient *condamnés* à les attendre, Dieu sait combien de temps, et peut-être même en vain. Ils ne savent ce qu'il faut faire ou éviter, et ils déplorent qu'ils soient réduits à l'inaction et privés *d'un guide* quelconque, capable de les diriger dans des circonstances aussi pénibles.

C'est que, jusqu'à moi, un pareil guide était introuvable et *impossible;* et qu'il a fallu, pour pouvoir formuler une chirurgie vraiment populaire, que je bouleverse HEUREUSEMENT, les moyens, les pratiques et les procédés, usités partout de nos jours encore, en médecine opératoire.

Je présente ici cette chirurgie *sans chirurgien*, en fort peu de pages, et dans un style dont la clarté et la simplicité sont de rigueur.

Ce petit travail fait, du reste, partie d'un grand ouvrage (maintenant *la Chirurgie simplifiée*), que l'Académie des sciences a honoré d'un prix Montyon de 3,000 francs. Il est, d'ailleurs, le fruit de longues méditations, d'essais suivis et d'observations conciencieuses, pendant plus de trente ans de la carrière d'un vétéran en chirurgie. — Il peut donc se recommander, sous ces divers rapports, aux hommes de l'art, eux-mêmes, aux chefs militaires et d'ateliers, aux philanthropes, et à ces personnes respectables, qui se vouent au soulagement de leurs semblables.

Ma brochure devrait encore être entre les mains des infirmiers et infirmières et, peut-être même, des sages-femmes. Mais, à coup sûr, elle est destinée à être le *vade mecum* d'une famille *en voyage* ou habitant la campagne, et qui peut être exposée à plus d'un accident, livrée, par conséquent, à ses propres ressources ou, ce qui est pis encore, à la merci de chirurgiens indignes de ce nom.

Tous les individus qui attachent quelque prix à connaître : comment on peut venir en aide à son prochain et secourir, eux et les leurs, dans des accidents graves, imprévus et loin des hommes et des moyens de l'art, feront bien, au surplus, de se faire expliquer les points de ce petit ouvrage qu'ils n'auraient pas parfaitement saisis. .

Il en est quelques-uns que je n'ai fait que toucher; tels sont, par exemple, la compression des troncs artériels, par les doigts ou par la ligature et la torsion des artères, la cautérisation des piqûres de sansgsues, celle de la morsure d'un animal enragé, etc. Eh bien! toutes ces petites opérations, souvent indispensables et urgentes, sont susceptibles d'être enseignées aux personnes intelligentes et adroites, et pourront être pratiquées, par elles et avec succès, en l'absence (je né saurais assez le répéter) d'un chirurgien recommandable.

Ce que je dois recommander, tout particulièrement, dans un accident compliqué de lésions fâcheuses; c'est d'avoir sous la main, si possible, un exemplaire de ma brochure, et de la consulter sur les articles qui, dans le cas actuel, méritent de servir de guide aux assistants. De cette manière, on ne sera pas exposé à négliger les points les plus importants, à en oublier quelques autres, ou bien à appliquer, imparfaitement, mal à propos et en dépit du bon sens, les moyens que j'ai cru devoir indiquer.

CHIRURGIE POPULAIRE.

ARTICLE PREMIER.

Des Moyens d'arrêter le sang.

Lors d'un accident quelconque, où la perte du sang peut mettre, plus ou moins promptement, les jours du blessé en danger, on réussit toujours à suspendre l'écoulement ou l'*hémorrhagie*, en appliquant un ou plusieurs doigts sur l'endroit même d'où jaillit le sang.

C'est de cette même manière qu'on arrête très-bien l'écoulement d'un liquide, lorsqu'il s'est fait un trou au vase qui le contient.

Les doigts sont, en effet, les meilleurs bouchons ou *tampons*, pour le premier moment, et en attendant qu'on puisse se procurer d'autres secours.

Ces secours sont : toutes les substances molles et qui sont faciles à arrondir ou à mouler en forme de bouchons, afin d'être mises en lieu et place des doigts.

On les applique directement sur le vaisseau ouvert ou, du moins, sur l'endroit d'où jaillit le sang, par parcelles ou petites boulettes, afin de mieux boucher la plaie.

Ainsi, on pourra employer l'éponge, le coton, la

charpie, l'amadou, la toile d'araignée, du papier mâ-
ché ou mouillé, des étoupes, du vieux linge, de la
laine et même, au besoin, de la mousse.

Mais l'éponge est préférable pour ce premier moment, parce qu'elle s'insinue plus facilement dans le
fond et les interstices de la plaie, et qu'elle s'y accro-
che et s'y fixe mieux, grâce aux petites dentelures ou
aspérités dont elle est composée.

Pour que ce remplissage soit efficace, il faut commencer par enlever tous les caillots, s'il y en a, et laver
la plaie avec beaucoup d'eau fraîche, afin qu'on voie,
aussi bien que possible, l'endroit principal qui donne
issue au sang, et que le tampon soit immédiatement
placé sur l'ouverture même du vaisseau, et non pas
sur un caillot.

Cette seule précaution du lavage suffit, assez sóu-
vent, pour faire cesser l'écoulement.

On fait contenir ensuite, avec la main, les substances qu'on a ainsi entassées dans et sur la plaie, ou
bien on les assujettit convenablement.

Un bout de bande, une jarretière, ou un linge plié
comme une cravate, pourront servir à cet effet.

La cravate est, cependant, ce qu'il y a de mieux; car
elle peut être serrée exactement comme une bande;
elle est bien plus facile à appliquer; et on peut en nouer
les deux bouts, au lieu de recourir à une épingle.
Si l'on n'a pas une cravate sous la main, on en peut faire
avec toute espèce de linge et d'étoffe, en les pliant ou
coupant en triangle ou en fichu d'abord, et en les fa-
çonnant ensuite en cravate.

Si ces moyens n'arrêtent pas le sang, il faudra les

enlever, et se contenter de la seule application du doigt, jusqu'à l'arrivée d'un chirurgien ou de quelqu'un d'intelligent : le blessé pourra lui-même faire cette application.

Les doigts tenus à la même place, pendant plusieurs heures, peuvent suffire pour arrêter les plus fortes hémorrhagies , en attendant du secours ; mais comme cette pression serait trop pénible, si elle était faite par une seule personne , il pourra y en avoir deux ou trois qui s'aideront en alternant.

Si , cependant , on voulait se garantir mieux encore de l'hémorrhagie , on pourrait essayer, si la plaie était à l'un des membres, d'y appliquer un *tourniquet ;* cela veut dire, qu'on pourrait serrer le haut de la cuisse ou du bras, avec un mouchoir plié comme une cravate, ou avec un bout de bande , ou tel autre moyen convenable. Mais il faudra appliquer, sous le lien quelconque qu'on emploiera , et en *dedans* des membres, un mouchoir ou un chiffon plié en plusieurs doubles.

Ce moyen ou cette *compresse* , quand elle est assez épaisse et serrée, aplatit , en le comprimant, le principal vaisseau qui se trouve vers ces parties, et que l'on y peut facilement sentir battre.

On a de ces tourniquets en bois et en métal , mais ce qu'on vient d'indiquer suffit le plus souvent.

Le meilleur, le plus simple et le plus expéditif, consiste dans une cravate ; au milieu de laquelle on fait deux ou trois nœuds bien serrés. On applique ces nœuds comme une pelote sur le vaisseau qu'on veut écraser, et on les fixe solidement, en faisant passer par-dessus, les deux bouts de la cravate, qu'on serre convenablement et qu'on attache bien.

On peut comprimer, très-bien aussi et de cette même manière, le principal vaisseau, avec les doigts seuls, en les appuyant sur l'endroit même où l'on sent qu'il bat et s'agite.

Le meilleur moyen d'arrêter le sang est, assurément, de lier ou de tordre le vaisseau même qui fournit le sang, et à l'endroit où il est ouvert : c'est ce que font ordinairement les chirurgiens, et ce qu'il n'est pas très-difficile d'apprendre bien vite.

Mais si l'on a bien compris ce qui vient d'être dit, et si l'on s'est exercé quelquefois à appliquer les moyens tels que je les ai indiqués, on réussira très-bien à suspendre la perte sanguine, jusqu'à ce qu'on ait pu recourir à un chirurgien instruit, qu'il ne faudra jamais manquer d'appeler aussitôt.

Si, après une saignée du bras, le sang se remet de nouveau à couler, cela provient de ce que la compresse ou la bande se sont dérangées, ou de ce que cette dernière serre mal à propos au-dessus de la piqûre.

Dans tous les cas, il faut s'empresser de défaire la bande, de laver la plaie, et de rétablir mieux la compresse et la bande, en recommandant à la personne de ne pas trop vite se servir de son bras et, surtout, de le maintenir à demi fléchi. La forte flexion seule suffit souvent pour arrêter tout écoulement.

Les piqûres des sangsues, surtout chez les enfants et les individus très-faibles, peuvent donner lieu également, à une perte de sang dangereuse et difficile à arrêter. Si l'on avait employé inutilement quelques-uns des moyens que nous venons d'indiquer, on pourrait recourir aux suivants : pincer la peau un moment, vers l'endroit d'où le sang s'écoule ; boucher cet endroit avec du charbon pilé, avec de l'alun en poudre, ou avec de l'éponge, du coton, ou de la charpie seuls ou trempés dans une liqueur spiritueuse.

Les chirurgiens sont obligés quelquefois d'avoir recours à une ventouse, à la pierre infernale ou à une pointe de fer rougie au feu, pour brûler la piqûre, et même à un petit point d'aiguille, sur la première peau, comme pour coudre et fermer le trou qui laisse passer le sang.

On arrête le sang, après l'extraction d'une dent, en enfonçant, sur l'endroit qu'occupaient les racines, de l'éponge ou du coton, et en les pressant avec force en mordant dessus.

Il est essentiel, quand le sang est arrêté, que le blessé soit bien tranquille, afin que ce qu'on vient d'appliquer ne se dérange pas. On ne le perdra pas de vue, et on sera toujours prêt à venir à son secours, si le sang recommençait à couler.

On ne s'empressera pas de changer quelque chose à la plaie, de peur de rouvrir le vaisseau ; comme aussi on devra faire attention à la bande ou à la cravate, afin de les resserrer au besoin, et de les desserrer s'il se manifestait de la douleur et de l'enflure.

On ne donnera, d'ailleurs, rien d'échauffant au blessé ; il ne prendra que très-peu d'aliments, et il usera d'une boisson rafraîchissante ; la bonne eau peut, en général, suffire.

ARTICLE II.

Des premiers secours à donner dans les accidents graves.

Lors d'une chute, d'un coup reçu, ou de violences particulières et qui ont donné lieu à des accidents graves ou supposés tels, tout dépend souvent des premiers soins qu'on donne au blessé, pour lui éviter bien des douleurs, faciliter son rétablissement, et même quelquefois, pour le rappeler à la vie et lui conserver l'existence.

Notons, d'abord, ce qu'on doit *éviter*, soigneusement, envers tout blessé quelconque.

1° On ne s'empressera pas de lui donner du vin et des liqueurs échauffantes, dans le but de le ranimer, de lui faire du bien, et de le fortifier. Il est rare que ces moyens soient utiles, et, le plus souvent, ils sont évidemment nuisibles : l'eau fraîche, s'il demande à boire, est ce qu'il y a de mieux à lui faire prendre.

2° On se gardera bien de se mettre trop de monde autour de lui, de peur que, dans le désordre et la confusion, inséparables de la foule, on aggrave son mal, on lui imprime des mouvements fâcheux, on ne s'entende pas sur ce qu'il faut faire ou donner, et qu'on empêche l'application des choses les plus convenables. Deux ou trois personnes suffisent presque toujours, auprès du patient, surtout s'il est dans une petite chambre et s'il y fait chaud.

3° On évitera de le remuer et de le transporter inconsidérément , avant de s'être assuré si le mouvement ne lui sera pas nuisible , et s'il n'est pas préférable de lui donner les premiers soins , sur la place même où il est et en l'y laissant bien tranquille.

Lorsqu'on est près d'un blessé , la première chose à faire , c'est de le mettre dans une bonne position , et qu'il puisse y respirer facilement.

On lui nettoiera le nez et la bouche de la terre ou du sang qui pourraient gêner sa respiration.

On placera ses membres dans une bonne direction , afin que , s'il existait quelque fracture , elle fût moins affreuse et moins compliquée.

On visitera bien le malade, afin de desserrer, sur-le-champ, un mouchoir, des vêtements et, peut-être même, une corde.

On examinera s'il y a une perte de sang , et d'où provient cette hémorrhagie , afin que , *si elle est considérable* , on s'efforce de l'arrêter , par les moyens indiqués dans l'article précédent.

Je dis , à dessein , *si elle est considérable* , car si elle n'était que légère , bien loin de chercher à la supprimer, il faudrait , au contraire , favoriser l'écoulement du sang par des lavages avec de l'eau tiède.

On sait , en effet , que les saignées conviennent , en général, dans les cas graves qui nous occupent ; qu'elles sont les meilleurs moyens à mettre d'abord en usage , pour parer aux accidents ; et que le sang qu'on perd par une blessure accidentelle , remplace avantageusement celui qu'on serait dans le cas de tirer par la lancette , les sangsues ou les ventouses.

Après ces premiers soins , le bon sens dit qu'il faut chercher à mettre le patient à l'abri du froid , de l'ardeur du soleil , de l'humidité, etc., et qu'il est indispensable d'appeler, sur-le-champ , un chirurgien.

Mais , dans les cas très-graves , on fera bien , par précaution, d'envoyer des exprès vers les deux chirurgiens les plus voisins; car leur présence ne sera peut-être pas de trop , dans la circonstance actuelle , et l'on aura du moins une chance de plus, en faveur de secours éclairés.

Si l'éloignement de ces hommes de l'art faisait craindre un trop long retard , et si le mal paraissait urgent, on manderait , en attendant, la sage-femme du lieu le plus voisin , ou l'une de ces personnes intelligentes , qui , faisant habituellement l'office de garde-malades, ont acquis quelque expérience pour soigner les cas ordinaires.

Ce qu'on aura à faire ici , après avoir, au besoin, ôté les habillements du malade , sera peut-être une saignée au bras , ou l'application de sangsues, de fomentations ou de cataplasmes émollients sur les parties très-douloureuses et engorgées.

Mais, comme ces moyens ne sont pas si faciles, ni toujours indiqués , on fera bien de se contenter, dans ce premier moment , de l'*eau fraîche* appliquée sur les endroits coupés, meurtris et déchirés. Pour cet effet , on trempera dans l'eau froide , un ou plusieurs mouchoirs ou des serviettes , qu'on étendra sur le siége du mal, et qu'on renouvellera fréquemment.

Cette eau toute simple est, de l'aveu des plus

grands chirurgiens, le meilleur de tous les remèdes, et rend superflus les baumes, les onguents et les applications de tout genre qu'on lui préfère encore trop souvent.

Quelques personnes croient faire merveille, en ajoutant à cette eau pure, de l'extrait de saturne (eau de Goulard), de l'eau d'arquebusade, du vin, du vinaigre, du sel, etc.; mais nous pouvons assurer que ces additions, bien loin d'ajouter à l'efficacité de l'eau toute simple, la rendent, parfois, irritante et nuisible.

La simplicité est, malheureusement, si peu du goût du peuple, qu'il importe d'insister, de toutes manières, en sa faveur, et de la recommander en toute occasion.

On veillera, d'ailleurs, à ce que la température de la chambre ne soit ni trop froide, ni trop chaude.

Qu'il n'y ait que les personnes nécessaires au service.

Que les boissons ne soient pas échauffantes.

Qu'on ne donne *rien* à manger au malade, car la diète *absolue* est ici de rigueur, et devra probablement être observée, comme telle, pendant plusieurs jours encore.

Que le blessé ait des évacuations libres, qu'on devra provoquer, au besoin, par le moyen de lavements.

Que ses blessures soient lavées avec précaution et douceur, et ensuite recouvertes d'un linge mouillé qu'on arrosera fréquemment, ou tout simplement de coton cardé.

Que les plaies qui donnent du sang soient surveillées, dans le sens dont il a été question à l'article premier.

Dans les accidents extrêmement graves, lorsque, par exemple, une roue de char, un choc violent, un coup de pied de cheval, ont froissé et, pour ainsi dire, broyé un membre, on prévient, assez souvent, les maux épouvantables qui en résultent, par l'application de la glace pilée, de la neige, et, à défaut de ces dernières, par des *arrosements continuels* avec de l'eau fraîche.

Un moyen fort simple d'obtenir ce courant *non interrompu* d'eau froide, consiste à percer le fond d'un vase, de deux ou trois petits trous ; de faire passer de la ficelle à travers ces ouvertures ; de placer le vase au-dessus du blessé ; et d'y verser de l'eau.

Cette eau coulera, à l'instant et rapidement, le long des petits cordons, et on aura soin de la faire arriver, conduite par ces attaches, jusque sur les endroits qu'on voudra sans cesse arroser et rafraîchir.

On placera, sous le malade, un autre vase, propre à recevoir l'eau, après qu'elle aura passé sur tout le mal ; et on la dirigera comme on pourra, au moyen de toile cirée, ou de toile neuve et bien serrée, ou bien on la recevra, tout uniment, sur un sac rempli de sciure, de son, de foin, de paille, en attendant qu'on puisse faire mieux.

L'essentiel sera toujours d'établir, *le plus tôt possible,* ce précieux courant d'eau, sur le siége même du mal ;

sauf à parer ensuite aux inconvénients qui peuvent résulter, de ce que ce liquide se répand autour du malade
et en mouille le lit.

Ces *irrigations continuelles*, si elles sont abondantes,
diminuent fréquemment et rapidement, les douleurs ;
empêchent *le feu*, comme on dit, de se mettre aux parties malades ; et permettent d'attendre patiemment les
conseils du chirurgien.

On peut les continuer, non-seulement bien des heures, mais *plusieurs jours de suite*, et, en général, aussi
longtemps qu'elles se montrent utiles.

On comprendra, du reste, que les ficelles ou petites cordes doivent être en rapport avec les trous
du vase, et y glisser facilement ; que si elles sont
trop grosses, elles empêcheront l'eau de couler, en
suffisante quantité ; que si elles sont trop petites, le
liquide pourra s'échapper à côté ; et que plus elles seront volumineuses, et plus aussi le cours d'eau sera
abondant.

Dois-je ajouter que l'on peut boucher, *complète-
ment* et avec une cheville, les trous dont on n'aurait
que faire ; et en partie seulement, ceux qui laisseraient
trop couler d'eau, ceux dont le diamètre serait trop
fort, comparativement au volume de la ficelle qui
serait mise en usage, ou qu'on aurait trouvée sous la
main ?

Je ne parlerai pas de l'application de la charpie sur
les blessures, quoique ce soit, assurément, un moyen
commode et doux, pour les recouvrir et les protéger.

2

C'est que je lui préfère, *de beaucoup*, *le coton cardé*, pourvu qu'il soit propre.

Je saisis cette occasion, pour rassurer les esprits sur les prétendues qualités *venimeuses*, qu'on lui attribue si injustement.

Bien loin d'être nuisible, sur les plaies et les brûlures, il est, au contraire, reconnu aujourd'hui : que cette substance végétale, si légère, si moelleuse, si souple, si blanche, si propre et si abondante, est *tout ce que l'on peut employer de mieux*, à la suite d'un accident.

On lui donnera donc hautement la préférence, sur la charpie, les onguents, les baumes, les eaux spiritueuses; celles dites vulnéraires, etc., qu'on emploie trop souvent encore.

On devra, en conséquence, se servir du coton cardé en toute confiance, comme on le fait, *toujours* et depuis nombre d'années, à l'hôpital de Lausanne, où, cependant, les opérations les plus graves et les accidents les plus sérieux ne manquent pas.

J'irai plus loin, et je puis affirmer : que des observations nombreuses, bien constatées et de tous les jours, m'ont révélé : Que ce même coton cardé, dont on nous a fait peur si longtemps, est le *topique* par excellence, ou ce qu'on peut appliquer de mieux sur une blessure.

Le coton est donc un précieux *résolutif ;* c'est-à-dire, un excellent moyen à mettre en usage sur-le-champ, pour dissiper les meurtrissures, les extravasations, les engorgements et tout ce que l'on connaît sous le nom de *contusions*.

Les plaies contuses et déchirées, même celles des organes les plus délicats, tels que, par exemple, *les yeux*, peuvent être recouvertes et protégées avec succès, par cette substance.

En conséquence, on pourra et on devra en recouvrir *largement*, *par d'épaisses couches et*, *en quelque sorte*, *comme d'un* CATAPLASME *sec*, *toutes* les blessures dont je viens de faire mention.

Ainsi, au lieu de l'eau que j'ai si fort recommandée, ou immédiatement après celle-ci, lorsqu'elle ne soulagerait pas, ou qu'elle ne pourrait pas être mise en usage, *sans inconvénients*, on s'empressera de recourir au coton, et de le laisser en place jusqu'à l'arrivée du chirurgien.

On se trouve, bien encore, avant d'appliquer le coton, de frotter les parties malades avec un corps gras, de l'huile tiède, par exemple.

Les garde-malades conserveront leur présence d'esprit et le calme nécessaire, de manière à rassurer le blessé.

Elles ne permettront pas qu'il soit inquiété par les pleurs et les lamentations des assistants et, en général, par le bruit, le babil et tout ce qui peut fatiguer le malade, ou troubler le repos de corps et d'esprit dont il a un si pressant besoin.

C'est dans ces circonstances, et lorsqu'il existe des contusions *générales* et graves, qu'un bain tiède serait particulièrement utile; et si l'on peut se le procurer, on y plongera le blessé, et on l'y tiendra une ou plusieurs heures.

Mais lorsque ce moyen serait difficile à obtenir, ou se ferait trop longtemps attendre, on pourrait y suppléer par une nappe, un drap et, mieux encore, par une couverture de laine qu'on trempera dans de l'eau chaude, et dont on enveloppera le patient; on aura soin de tordre ces objets, pour en exprimer la trop grande abondance d'eau.

C'est à cet excellent moyen que s'en rattache un autre, non moins précieux et bien connu : *la peau d'un mouton fraîchement tué,* dont on entoure le malheureux, et dans laquelle on le laisse aussi longtemps qu'on le juge convenable.

S'il s'agissait, cependant, d'un individu surpris par le froid et la gelée, il serait très-imprudent de chercher, de suite, à le réchauffer, en le mettant d'abord en contact avec des corps chauds. Par cette conduite, on s'exposerait, à coup sûr, à lui donner la mort, ou du moins à faire tomber en gangrène ses membres glacés, tout en lui occasionnant des douleurs atroces.

Il faut ici commencer, au contraire, par frotter les membres avec de la neige, ou les laver avec de l'eau très-fraîche ; et on ne les approchera du chaud que lorsqu'on les aura en quelque sorte *dégelés,* et mis en état de supporter un léger degré de chaleur. Celle-ci pourra alors être graduellement augmentée, et sera amenée insensiblement à la bonne température qu'on jugera nécessaire.

Il en est ici, du corps humain, comme des fruits pris par le gel et qui tombent immédiatement en pourriture, si l'on n'a pas soin de les faire dégeler doucement dans l'eau froide. Du reste, nous savons tous par expérience, combien l'on souffre, lorsque ayant seulement bien froid, on approche les mains inconsidérément du feu ou d'un poêle chaud.

Si le blessé a froid aux pieds, on y appliquera des linges chauds, ou une bouteille remplie d'eau chaude.

S'il a des frissons et de la peine à se réchauffer, on lui donnera quelques tasses de thé chaud ou d'eau chaude sucrée, auxquelles on pourra ajouter, ou quelques cuillerées de vin, ou quelques gouttes d'eau de cerises, d'eau-de-vie, d'eau de Cologne, d'eau d'arquebusade, etc.

Si le blessé est pris de vin, ou s'il a l'estomac chargé d'aliments, on lui fera boire de l'eau tiède en abondance, et on cherchera à provoquer le vomissement, en introduisant au fond de la bouche, le doigt ou la barbe d'une plume, avec lesquels on chatouillera le gosier à plusieurs reprises.

Cette opération ou, pour mieux dire, l'évacuation qui en est la suite, est souvent de la plus grande utilité : elle calme et prévient maints symptômes fâcheux.

Si le blessé est sans connaissance, et si les moyens que nous venons d'indiquer ne le rappellent pas à lui, ou si l'épuisement et la faiblesse, causés par la perte du sang, le plongent dans un profond évanouissement, on tâchera de le ranimer :

Par l'application de linges chauds sur le creux de l'estomac ;

Par celle d'un fer à repasser, suffisamment chaud et enveloppé d'un mouchoir, qu'on promènera, avec jugement et prudence, sur les membres, l'épine du dos, etc.;

Par des frictions sur les membres, avec une brosse ou des linges un peu rudes ;

Par du fort vinaigre ou des liqueurs spiritueuses qu'on mettra dans la bouche, sous le nez et, dans ce dernier, au moyen de la barbe d'une plume ;

Par la fumée de plumes ou de cheveux qu'on brûlera sous le nez;

Par un lavement avec moitié eau et moitié vinaigre ;

Par des aspersions brusques d'eau froide, qu'on jettera fortement, avec les doigts ou la main, sur la figure et sur la région du cœur, en ayant soin de bien essuyer d'abord après, avec des linges chauds.

On aura soin, surtout, d'établir un courant d'air frais, sur le malade, en ouvrant une porte, une fenêtre, et même porte et fenêtre.

Mais le meilleur et le plus énergique de tous les moyens, quand les autres semblent avoir été inutiles, c'est, sans contredit, l'*eau bouillante*. Pour la faire agir commodément et sûrement, on en aura près du malade, et on y plongera un corps métallique quelconque, qu'on portera brusquement et alternativement, de la manière suivante, sur les différents endroits que nous allons indiquer.

Une cuiller ou une fourchette, une tenaille, une pièce de métal quelconque et *facile à manier*, etc., pourront servir à cette application ; mais un *marteau* ordinaire est l'instrument le plus commode, parce qu'il conserve mieux sa chaleur, et qu'il se manie aisément, à raison de son manche.

On le plongera, un instant seulement, dans l'eau bouillante, et on le portera rapidement, d'abord à la plante d'un des pieds. Au bout de quelques minutes, plus ou moins, on l'appliquera de la même manière à l'autre pied ; puis, successivement, à la nuque, sur le creux de l'estomac, aux mollets, le long de l'épine du dos, et sur les différentes parties de la tête.

On continuera de la sorte, jusqu'à ce que la connaissance soit revenue, ou que le médecin soit arrivé, lequel prescrira les choses ultérieures à faire.

L'application du fer chaud ne durera guère qu'une seconde, c'est-à-dire, qu'on ne fera que d'en toucher légèrement la peau ; quoique, dans certains cas très-graves, on doive laisser l'instrument, plus longtemps en contact avec la partie qu'on veut irriter, afin de procurer, par là, une impression plus profonde et plus forte.

Si l'on a des raisons pour ménager la susceptibilité du malade, et pour ne faire que de légères impressions, il convient d'interposer une feuille de papier, ou une pièce de linge entre la peau et l'instrument ; mais alors on devra appliquer celui-ci un peu plus longtemps, et y revenir plus souvent.

Ces brûlures légères et circonscrites, d'un demi-pouce à un ou deux pouces d'étendue, sont, au reste, absolument sans danger et sans aucun inconvénient ; mais, répétées fréquemment, elles offrent un des plus puissants agents que la médecine possède, pour réveiller la sensibilité anéantie, et ranimer le feu de la vie prêt à s'éteindre.

C'est dans ce but, que je recommande ici ce moyen si simple, toujours à la portée de tout le monde, et qui imite, sur-le-champ, l'effet heureux et salutaire des sinapismes, du vésicatoire et du moxa.

Il n'a pas les inconvénients de ces derniers, qui sont plus difficiles à appliquer, qui n'agissent pas aussi rapidement, et qu'on est, d'ailleurs, bien loin d'avoir aussi vite et aussi sûrement sous la main, que l'eau bouillante et un morceau de métal.

Quand on manque d'eau bouillante, on peut s'en procurer à l'instant, en en mettant dans une cuiller à bouche ou à café, et en l'exposant sur la flamme d'une chandelle. Le liquide entrera bien vite en ébullition, communiquera la température convenable au métal, et celui-ci pourra servir à la cautérisation. On doit à mon fils cet expédient simple et facile.

ARTICLE III.

Des premiers soins que réclame une plaie quelconque.

Il convient de laver ou d'essuyer doucement, les plaies ou blessures qui seraient salies par de la terre, des caillots ou d'autres corps étrangers ; ou irritées par la présence d'épines, de verre, de la chaux, d'une balle, de la grenaille, etc. Il faut enlever tout cela, si on le peut.

Si le sang coule, abondamment ou désagréablement, on l'arrétera, comme nous l'avons dit, et on pourra se contenter, en général, d'appliquer sur le mal un linge doux, trempé dans l'eau fraîche, et de fixer ce linge avec un mouchoir plié en fichu ou en cravate.

Si la plaie a été produite par une balle, ou qu'elle soit meurtrie et déchirée, il n'y a pas autre chose à faire que d'arroser l'appareil, de temps en temps, avec de l'eau, ou de recouvrir le tout d'un cataplasme, ou d'une épaisse couche de coton cardé, après qu'on l'aura graissé.

On pourra se contenter également de ces moyens simples, si le mal a été occasionné par une brûlure.

Mais si c'est une coupure de sabre, de couteau, de faux, de hache, etc., il y a une autre précaution à prendre : c'est de réunir ou de rapprocher les bords de la plaie, afin qu'ils se soudent plus vite, et que l'air ou *tout autre corps étranger*, ne puisse pas s'y introduire et irriter le mal.

Ceci sera l'affaire du chirurgien ou d'un homme entendu ; mais ce que chacun saura facilement imiter, c'est de placer et de fixer les membres blessés, de telle manière, que l'ouverture de la plaie soit le *moins large* possible. Le bon sens, un peu de réflexion et quelques légères directions, suffiront pour mettre chacun à même de remplir ce but important.

Ainsi, il faudra faire fermer les doigts et la main, et les maintenir tels, en les attachant avec un mouchoir, si la plaie est *en dedans ;* il faudra faire le contraire si cette plaie est à la partie opposée. Si la coupure est au pli du coude ou du jarret, on fléchira le bras ou la jambe ; et on les étendra, au contraire, si elle est au coude ou au genou.

Si la blessure est au cou, on fait pencher la tête du côté où existe le mal, etc.

En général, on cherche la position qui rend la plaie la plus étroite possible, et on la maintient du mieux qu'on le peut et très-exactement.

Le chirurgien saura appliquer une bande dans ce but ; mais si, en attendant son arrivée, on ne sait pas faire usage d'un pareil bandage, il peut être utile d'y suppléer, en tenant les lèvres de la plaie rapprochées avec les doigts, en soutenant les membres avec les mains, soit en les fixant par quelques mouchoirs, fichus ou cravates.

C'est surtout dans les plaies qui se trouvent dans le voisinage des articulations, ou qui sont accompagnées de coupure d'os ou de nerfs (tendons), qu'il faut s'empresser de vite réunir les bords de la blessure, et de les conserver ainsi rapprochés et aussi bien qu'il sera possible.

Toutes les choses que nous avons d'ailleurs dites du régime et des soins qu'exigent les blessures, en général, sont également de rigueur dans chaque plaie grave, et il ne faut *jamais* les négliger.

ARTICLE IV.

Premiers soins à donner à un individu qui a un membre cassé.

Une fracture est, en général, facile à reconnaître, et, si elle est compliquée ou grave, personne ne s'y méprendra. Le blessé lui-même n'a, le plus souvent, aucun doute à cet égard.

Il a entendu un craquement au moment de l'accident; il ne peut pas remuer son membre; celui-ci est raccourci, courbé, tordu; si l'on cherche à le mouvoir avec précaution, on cause de vives douleurs; on sent qu'il y a un endroit qui cède; et même on peut y apercevoir un petit bruit, produit par le frottement des deux bouts de l'os fracturé.

Lorsque ces signes ou quelques-uns d'entre eux ont lieu, on doit *soupçonner* la fracture et, dans le doute, *se conduire comme si elle existait réellement ;* car il n'y a aucun inconvénient à cet acte de prudence, au lieu qu'il peut en résulter de graves si l'on agit différemment.

La première chose à faire, lors d'une fracture, vraie ou *supposée*, c'est de mettre incessamment le membre dans une bonne position, et de faire en sorte de l'y maintenir, sans qu'il puisse facilement ni se déranger, ni vaciller.

Le bon sens indique assez comment on rétablit un membre cassé dans sa bonne direction, lorsqu'il l'a perdue; car il suffit de l'étendre en tirant dessus, s'il est raccourci, courbé ou tordu, pour ramener doucement à leur état naturel, les parties qui s'en seraient évidemment écartées.

On avise alors à placer convenablement ce membre, et de manière à lui faire conserver la bonne direction qu'on vient de lui donner.

Un oreiller assez long est ce qu'il y a de plus commode en pareil cas. Le membre y repose mollement, et il s'y creuse une espèce de coulisse ou de gouttière, qui l'appuie assez bien par-dessous et sur les côtés, et qui permet également de le soigner et de le surveiller au besoin.

Mais comme ce coussin est rarement sous la main, on cherchera à le remplacer par tout ce qui semblera convenable, et qu'on pourra se procurer sur le moment même.

Les feuilles, l'herbe, le foin, la mousse, la paille, quelques pièces de vêtements, sont les premiers objets auxquels on devra peut-être avoir recours, et ils conviennent parfaitement.

On peut, avec ces divers objets, imiter assez bien un oreiller, en les mettant dans un sac, ou en les enveloppant et attachant dans un ou deux mouchoirs.

On aura, également, un excellent moyen, pour supporter un membre cassé, dans un petit sac rempli de laine ou de coton, de crin, d'étoupe, de plumes, de bourre, de balle, soit poussière d'avoine ou d'autres céréales; de son, de sciure, etc. etc.

L'objet le plus commode pour établir un semblable petit matelas, c'est la ouate de coton, que l'on coupe en pièces de largeur et de longueur convenables, et qu'on entasse les unes sur les autres, pour en obtenir l'épaisseur qu'on désire.

J'indique toutes ces différentes choses; d'un côté, parce que les unes ou les autres peuvent se trouver accidentellement sous la main; et, de l'autre, parce qu'elles pourront, plus tard, être employées très-utilement dans le cas qui nous occupe.

Bien que ce coussin soit plus particulièrement indiqué pour les fractures de la cuisse et de la jambe, il peut également servir pour celles de la main et de l'avant-bras, soutenus par une écharpe, et surtout dans quelques cas graves de fractures des os du bras et de ce même avant-bras.

Quelle que soit la substance qui constitue ce plan mou et doux, sur lequel devra reposer le membre, il sera très-utile de l'y fixer mieux, en l'appuyant légèrement avec la main, afin d'éviter des dérangements douloureux, produits par les mouvements et les tressauts du patient.

Ce simple et facile appareil suffit, pour le moment et en attendant l'arrivée de l'homme de l'art.

Il est, dans certains cas, le meilleur de tous ; et de très-habiles chirurgiens se contentent de cette *seule position*, dans le traitement des fractures, en général.

On concevra bien vite, cependant, qu'il est des circonstances impérieuses, et qui exigent que le membre brisé soit assujetti, d'une manière plus solide que celle toute simple que je viens d'indiquer.

Voici quelques-uns de ces cas extraordinaires et fâcheux.

Lorsque le malade est pris de vin et très-agité, qu'il se remue beaucoup, qu'il a des convulsions ou du délire et qu'il existe de violents et de douloureux tressauts du membre cassé.

Lorsque le membre a une grande tendance à prendre une mauvaise conformation.

Lorsqu'on veut, dans un transport nécessaire, empêcher les mouvements et frottements douloureux des os brisés.

On comprend, en effet, combien il importe, dans tous ces cas, d'aviser au moyen de mieux assujettir les bouts de l'os rompu, et de donner au membre une espèce de soutien ou de tuteur, qui lui rende une partie de cette solidité qu'il vient de perdre par l'accident.

Les moyens suivants sont ceux auxquels on pourra avoir recours, en attendant mieux, et qui suffisent, même le plus souvent, aux chirurgiens les plus habiles.

Le plus simple est d'attacher le membre au sac ou à l'oreiller sur lequel il repose, et de faire ainsi un seul et même tout, du sac et du membre, en les serrant ensemble avec un ou deux mouchoirs, pliés comme une très-large cravate.

Ces mouchoirs seront arrangés et attachés avec intelligence, et devront remplacer *les mains*, dont on aurait besoin pour redresser le membre cassé, et pour le fixer mieux au coussin, sur lequel il est couché.

Une addition qui donne plus de solidité au moyen précédent, c'est de placer sous le sac ou l'oreiller ci-dessus, un bout de planche étroite ou de l'écorce, qu'on liera et pressera convenablement avec des mouchoirs, tout comme je viens de l'indiquer.

Une autre manière consiste à placer, de chaque côté du sac et du membre, quelques corps résistants, qu'on attachera, ainsi qu'il vient d'être dit.

Ces corps solides, qu'on appliquera dans le but de soutenir le membre et de maintenir les bouts d'os en place, seront les suivants, qu'on n'aura probablement pas de peine à se procurer, et qui tiendront lieu de ce que les chirurgiens nomment des *attelles :*

Deux ou trois bouts de bâtons, des baguettes ou verges de bois ou de métal, du fil de fer; de la paille, du foin ou des joncs roulés et fortement serrés comme des boudins; deux petits liteaux, ou deux pièces de bois aplaties; de l'écorce, du carton, du cuir.

En général, on choisit tout ce qui peut fournir un point d'appui suffisant, pour empêcher les os de trop remuer ou de prendre une fâcheuse direction : telles seront nos *attelles provisoires.*

Les plus commodes à manier d'entre toutes ces attelles , sont celles en *fil de fer*. Elles constituent comme une espèce de treillis, à mailles assez larges, et qui peut, en se recourbant comme une selle , recouvrir et emboîter le devant et les côtés du membre , et l'appuyer solidement.

Rien n'est plus facile que de préparer une semblable *cage* métallique , et de la *mouler* sur une partie , qu'il s'agit de soutenir au moyen d'un *tuteur*.

Ce treillis sera d'autant plus simple à faire , qu'on n'aura besoin que d'un fil de fer assez léger. Il se plie , se façonne et se manie *exactement comme on veut*, et pour imiter et construire *tout ce qu'on veut*.

Rien n'est plus commode qu'un ajustement avec ce fil métallique , pour saisir, appuyer et *embotter* un membre qui manque de solidité , et pour remplacer l'*action des mains* , qu'on sait si utiles dans le même but.

Les mains *intelligentes* d'un homme seraient, en effet, les meilleures attelles qu'on pourrait choisir, s'il était possible qu'elles pussent rester en place jusqu'à l'arrivée du chirurgien.

L'individu le mieux avisé sera celui qui saura prendre son moyen parmi ceux qui, par leur action , se rapprocheront le plus de celle de ses mains. Or, c'est le fil de fer qui l'emporte incontestablement, ainsi que je viens de le dire.

La longueur des uns ou des autres de ces divers objets de résistance , sera proportionnée à la longueur du membre même qu'on veut soutenir.

On veillera à ce qu'ils ne soient pas trop serrés contre le membre , pour ne pas meurtrir ou blesser ; et qu'il y ait toujours une quantité suffisante de corps doux et moelleux, entre la peau et les attelles dont on vient de parler.

Ceci est très-important, sans quoi on ne pourrait pas serrer le bois ou le fer convenablement contre le membre, et celui-ci serait nécessairement meurtri, par la pression trop forte des attelles.

On aura donc soin d'appliquer, entre l'attelle et la peau, une épaisse couche de coton, de crin, de laine, de vieux linges, ou de mouchoirs souples pliés convenablement.

Un appareil, enfin, des plus faciles à préparer et à appliquer, et qui atteint fort bien le but qu'on doit se proposer, dans toute fracture, consiste dans deux des moyens de résistance ci-dessus mentionnés, lesquels on roule, chacun dans un mouchoir. On les applique, ainsi garnis, sur les côtés du membre fracturé, après qu'on lui aura donné une bonne direction; et on les fixe, en les appuyant modérément sur le membre, au moyen de quelques autres cravates qui entoureront ce dernier.

Dans un cas urgent, et lorsqu'on ne pourrait se procurer ni attelles, ni sachets, il resterait encore les ressources suivantes.

S'il s'agit d'une main et d'un avant-bras fracturés, on pourra se contenter de les placer dans une écharpe qu'on fera avec un mouchoir. S'il est question d'un bras cassé, on aura également recours à l'écharpe, puis on attachera le bras au corps même, en l'y appuyant au moyen d'un second mouchoir, qui sera déployé largement sur la partie externe de ce bras; et qui, en entourant le corps, ira s'attacher, par ses deux bouts, au côté opposé du malade.

On conçoit ici que le côté du blessé, contre lequel on a serré le bras cassé, représentera assez bien une attelle; qu'il formera un bon point d'appui; et qu'il pourra en tenir lieu dans ce cas.

Mais, s'il s'agit d'une cuisse ou d'une jambe dont les os sont fracturés, et si l'on est réduit aux simples mouchoirs pour tout secours, on s'en servira avec avantage, en les employant à lier ensemble et en plusieurs endroits, le membre cassé avec celui qui est sain, et en utilisant ainsi ce dernier comme une longue et solide attelle.

On s'est assuré, du reste, qu'une des meilleures manières de soulager un membre cassé, est de le *suspendre*. C'est ce qui a lieu constamment et avec succès, pour la main, l'avant-bras et le bras, avec l'écharpe ordinaire.

On peut obtenir ce même avantage pour le pied, la jambe et la cuisse, en les soulevant et attachant au-dessus du lit, afin qu'ils ne puissent ni toucher, ni frotter ce dernier, quand le malade se remuera.

Dans les mouvements de tout le corps, le membre, ainsi isolé et libre, peut facilement suivre toutes les directions, sans pour cela que les bouts de l'os cassé changent de position et réveillent des douleurs.

On peut, dans ce but, commencer par placer sous la jambe, une serviette ou un ou deux mouchoirs, qu'on aura pliés comme une large cravate. On en liera les bouts ensemble, et, à cette espèce d'*anse*, on fera arriver un bout de corde qu'on y attachera.

L'autre bout de la corde sera fixé droit au-dessus de la jambe, au ciel du lit, à un montant, à une traverse, ou à une vis, un clou planté au plafond, etc.

Il est bien entendu que le membre, ainsi soulevé et soutenu en l'air, devra être placé dans une bonne position, et qu'il pourra être garni du coussin et des attelles *provisoires*, dont il a été question plus haut et avant de parler de suspension.

Comme on ne met l'écharpe qu'à l'avant-bras, quoique le mal soit au bras ou à l'épaule, ainsi on n'appliquera *qu'à la jambe*, les moyens de suspension, lors même que la cuisse ou la hanche seraient seules en souffrance. C'est que ce mode de suspension est, exactement, comme *l'écharpe des membres inférieurs*, et qu'il offre à ceux-ci les mêmes avantages que l'écharpe ordinaire présente aux membres supérieurs, quand ils sont malades.

On n'aura pas de peine à comprendre que, par l'un ou par l'autre des moyens que je viens d'énumérer, on aura obtenu une chose de la plus haute importance; c'est-à-dire, un peu de solidité et moins de vacillement dans les os, et, conséquemment, moins de douleur et plus de facilité pour remuer et transporter le patient.

On voit, par tout ce que je viens de dire, de quelle utilité sont les mouchoirs, dans l'accident qui nous occupe; comment on en peut faire de petits sacs, pour soutenir et entourer le membre malade, et pour le protéger contre le froissement des attelles ou de ce qui en tient lieu.

Ces mouchoirs, arrangés en fichus ou en cravates, sont admirables encore, pour remplacer toutes les bandes et tous les autres liens, lorsqu'il s'agit d'attacher commodément les membres cassés, ainsi que les moyens propres à les contenir en place.

Les mouchoirs, en effet, sont ici d'autant plus précieux qu'on les trouve, sur-le-champ *partout*, soit autour du cou du blessé même et dans sa poche, soit dans celle des voisins, et que rien n'est plus facile que de se procurer tous ceux dont on pourrait avoir besoin.

On peut, dans le même but, se servir de serviettes ou d'essuie-mains, et même recourir, s'il le faut, à la chemise d'un blessé ou d'un assistant, afin d'y couper une ou deux pièces carrées d'une étendue suffisante.

Or, en coupant ensuite diagonalement (en biais) ces carrés, ou aura deux ou quatre triangles ou fichus, qui, pliés en cravate, formeront autant d'excellentes bandes.

Ces bandages seront d'autant plus commodes, que, grâce à la largeur et à l'épaisseur qu'on peut leur donner, ces espèces de cravates blesseront bien moins que les bandes ordinaires. Comme, d'ailleurs, elles peuvent s'attacher, solidement et facilement par leurs deux bouts, elles dispenseront, au besoin, des attaches et des épingles qu'on n'a pas toujours à sa disposition.

Il est bon de faire observer encore, qu'on sera d'autant moins embarrassé de trouver ces pièces triangulaires (à trois coins), propres à faire des cravates, que tous les tissus ou étoffes quelconques, même *les plus légers*, sont plus ou moins convenables au but qu'on se propose, et que ceux en coton, en soie et en laine, peuvent parfaitement servir.

Il résulte de là que, au moyen d'un grand châle, d'un tablier ou de toute autre pièce de vêtement de femme, on pourra obtenir, au besoin, autant de triangles et d'autres moyens de pansement qu'on croira nécessaires et utiles.

Quelque adresse qu'on ait mise à panser une fracture, il ne faut pas moins redoubler d'attention, chaque fois qu'il s'agit de remuer le malade. Lorsque cela devra avoir lieu, une personne intelligente sera chargée de porter le membre, en le soutenant avec les deux mains placées à distance convenable.

On cherchera à éviter tout mouvement brusque et faux, toute saccade et mauvaise position; et lorsqu'on placera le membre sur un brancard, pour le transport, ou dans un lit, on aura soin qu'il soit bien *d'aplomb*, soutenu uniformément et dans une bonne direction.

Tout cela est extrêmement facile, avec la suspension du membre, et on ne saurait assez la recommander, chaque fois qu'il sera question de transporter un blessé.

On ne sera jamais embarrassé de fixer une corde au-dessus de ce dernier, même sur le plus mauvais char.

On fera bien, si ce char est découvert, d'y ajuster un ou deux cercles, auxquels on attachera la corde, et qui pourront, d'ailleurs, recevoir de la toile pour abriter le malheureux.

L'essentiel, c'est que la jambe soit bien isolée sur les côtés, et que, dans les divers balancements qu'elle devra éprouver, elle ne puisse pas heurter violemment, ni recevoir des secousses fâcheuses contre des corps solides qui se trouveraient alentour.

Les soins que peut requérir un membre fracturé, en attendant l'arrivée du chirurgien, n'offrent, d'ailleurs, rien de particulier, et rentrent tout à fait dans les généralités que nous avons mentionnées à l'art. II, à l'occasion des blessures en général.

Saignées, sangsues, fomentations aqueuses, arrosements avec les ficelles, cataplasmes, boissons rafraîchissantes, diète absolue, repos, air tempéré, etc. ; tout cela devra être mis en usage, avec discernement et patience, suivant que le cas l'exigera et que la chose sera faisable.

Mais je recommande, surtout, le coton, dont on fera usage de la manière indiquée à ce même article, et dont on ne craindra pas de recouvrir et d'entourer le membre brisé, du moins dans le voisinage de la fracture.

Les fractures du crâne et de la face, les plus dangereuses de toutes, réclament les secours généraux indiqués dans les articles précédents; particulièrement des applications de linges trempés dans l'eau fraîche, et qu'on renouvellera très-fréquemment. On aura soin encore de tenir la tête élevée, et de ne la couvrir que le moins possible.

Les fractures de la clavicule; c'est-à-dire, de cet os qui est, de chaque côté, immédiatement au-dessous du cou, n'exigent autre chose que de mettre le bras en écharpe, et de l'appuyer ensuite contre le corps.

Pour cet appui on se servira d'un mouchoir plié en cravate, dont on appliquera la partie large ou le milieu vers le coude, et dont les bouts iront, en forme de ceinture, s'attacher du côté opposé du corps.

De cette manière, on empêchera les mouvements de l'épaule, ce qui est l'essentiel, en attendant l'arrivée du chirurgien. Il est probable qu'il ne fera rien de plus, et cela peut en général suffire.

Les fractures des côtes sont plus fréquentes qu'on ne l'imagine, parce qu'elles sont souvent difficiles à reconnaître. Il faut *soupçonner* cet accident, lorsqu'à la suite d'un coup ou d'une chute sur le côté, on ressent une douleur vive en toussant, en y portant les doigts, et en faisant certains mouvements.

On s'empressera, en conséquence, d'y appliquer du coton ou un mouchoir plié en huit doubles, lesquels on appuicra avec un second mouchoir ou une serviette, qu'on aura arrangé en cravate, et qu'on serrera fortement en forme de ceinture.

On empêchera assez bien, par là, les mouvements des bouts de l'os cassé; et le but essentiel qu'il faut toujours se proposer, dans toutes les fractures, sera parfaitement atteint.

La personne est ordinairement habillée, au moment où il lui survient une fracture, et cette circonstance exige que nous entrions dans quelques considérations. Et d'abord, les habillements ne s'opposent nullement, en général, à l'application d'un appareil provisoire ; c'est-à-dire, à faire usage des moyens contentifs que nous avons indiqués.

A moins donc de motifs particuliers, on devra attendre, pour déshabiller le blessé, l'arrivée et les directions du chirurgien. On évitera, par là, des tiraillements douloureux et des manœuvres plus ou moins fâcheuses.

Mais, s'il existe une plaie, une hémorrhagie ; si les vêtements sont salis, mouillés, gênants, embarrassants, etc., on cherchera à les mettre de côté, avec toute la douceur et les précautions nécessaires, et surtout sans se presser trop.

La meilleure manière de déshabiller un blessé, atteint de fracture, c'est de découdre ou couper les pièces de vêtements qui occasionneraient trop de douleur en les ôtant.

Dans tous les cas, soit qu'on les coupe, soit qu'on veuille en débarrasser le blessé, sans les couper, découdre ou déchirer, on fera bien, s'il s'agit d'un membre, de l'étendre légèrement, et en faisant tirer dessus dans une direction convenable.

On le soutiendra, d'ailleurs, de manière à éviter toute secousse et tout faux mouvement. C'est donc à une personne intelligente et douce qu'il faudra confier ce membre brisé, lorsqu'il s'agira de le débarrasser de ce qui le recouvre et l'enveloppe.

Du reste, on commencera toujours par débarrasser

le membre sain (la cuisse, la jambe ou le bras), avant d'en faire autant avec le membre brisé.

Les fractures compliquées de plaies, de déchirements, d'esquilles, d'os à découvert, de pointes qui ont percé la peau, de balles qui sont restées dans le membre, etc., n'exigent rien de bien particulier.

On se contentera de recouvrir les blessures avec du coton, un linge trempé dans l'eau, ou un cataplasme émollient; de les arroser, sans désemparer, avec un courant d'eau conduit par des ficelles; et, s'il existe une hémorrhagie, de la traiter d'après les principes indiqués ci-devant, à l'article Ier.

On aura soin, surtout, que les attelles et les mouchoirs soient placés de manière à ne gêner que le moins possible ces mêmes blessures, qui sont déjà si douloureuses et plus ou moins dangereuses.

Il arrivera, quelquefois, que l'on confondra une fracture avec un membre *luxé* ou *démis*.

Les luxations ont lieu, dans les jointures ou articulations des os, lesquelles paraissent déformées, et sans qu'on puisse les rétablir aussi facilement que lorsqu'il n'existe qu'une simple fracture.

Dans ce dernier cas, et lorsqu'on éprouve de la difficulté à faire disparaître la difformité, ou le raccourcissement du membre, on ne fera autre chose, en attendant le chirurgien, que de recouvrir l'articulation d'un grand cataplasme, et de suivre, d'ailleurs, les directions générales que j'ai données à l'article II.

Dans le doute, du reste, s'il existe ou non une fracture, on se conduira exactement comme si celle-ci avait lieu, et on aura soin, dans tous les cas, de donner au membre la position qui soit la moins douloureuse possible.

L'*écharpe*, s'il s'agit du membre supérieur; et la *suspension*, au moyen de mouchoirs et d'une corde, s'il est question du membre inférieur, seront donc soigneusement mises en usage.

Une fracture peut être envisagée comme une *plaie de l'os;* or nous savons que, lorsque les bords d'une plaie sont rapprochés et maintenus tels, ils se réunissent en *se soudant*. C'est aussi ce qui arrive à deux bouts d'os mis en contact, et leur rapprochement suffit pour procurer la guérison ou consolidation, pourvu toutefois, qu'on empêche qu'ils ne puissent vaciller ou s'écarter.

C'est là le but qu'on se propose, par le repos parfait, et par les moyens de résistance dont j'ai parlé. Il s'agit donc de les maintenir convenablement, pendant quatre à huit semaines et, parfois même, pendant plus longtemps.

ARTICLE V.

De quelques précautions pour le transport des malades et, particulièrement, des blessés.

Un individu dangereusement blessé ne saurait être transporté, avec plus de douceur et de ménagement, qu'à *bras*; et c'est même quelquefois la seule ressource qui reste.

Pour y parvenir, on aura recours à un nombre d'hommes suffisant, et aux moyens nécessaires pour la plus facile application de ces aides, ainsi que pour la meilleure position du patient.

Un brancard, garni d'un matelas ou d'une paillasse et d'une couverture, nous offre ce qu'il y a de mieux en pareil cas, puisque le blessé peut y être placé comme dans un lit.

Lorsque nous ne pourrons nous procurer ces objets, nous tâcherons *au moins*, de les imiter, de notre mieux, avec ce qui sera à notre portée.

Ainsi un lit de sangles ou de repos, une ou deux échelles ou planches, deux perches ou deux branches assez longues et assez solides, qu'on réunira et liera à distance, avec des cordes ou même des mouchoirs ou des *linges cordés*, pourront remplacer le précieux brancard.

De la paille, du foin, de l'herbe, des feuilles, etc., viendront, de même, prendre la place de la paillasse, et seront arrangés de manière à permettre au malheureux d'y reposer, tout le temps nécessaire et aussi bien qu'il sera possible.

Cette espèce de petit lit ou de couche sera préparée avec le plus grand soin, par une personne intelligente, et, s'il est possible, par une sage-femme (1).

---

(1) Je ne répéterai pas ici ce que j'ai dit, dans l'article précé-

Voici, d'ailleurs, quelques autres directions pour construire, sur-le-champ, un brancard assez commode :

Tâchez de vous procurer deux planches étroites, deux montants, ou deux perches ou branches, de cinq à six pieds de longueur (deux fusils peuvent servir également); et deux traverses de même nature, longues de deux ou trois pieds seulement. On réunira ces quatre pièces de bois par leurs extrémités, de manière à avoir une espèce de cadre solide.

Cette réunion aura lieu avec des clous ou des chevilles, ou simplement avec quatre bouts de cordes, ou quatre mouchoirs tordus en forme de corde.

Pour cet effet, on construira d'abord, avec ces mouchoirs, tout autant de cravates; puis on tordra celles-ci. On aura, de cette manière, une véritable corde, d'autant plus facile à nouer, qu'elle sera terminée par

---

dent, sur l'avantage qu'il y aura toujours, en l'absence d'un homme de l'art, de faire appeler une sage-femme patentée et instruite; mais ce que je dois dire, c'est que, mieux que personne, elle pourra donner les premiers soins, parer aux accidents et empêcher, surtout, des secours mal entendus et peu judicieux. Il est bon de signaler ces sages-femmes, sous ces rapports avantageux, afin que les municipalités mettent, dans la suite, plus de sollicitude à mieux choisir les élèves qu'elles enverront aux cours publics, et que le professeur s'empresse de leur donner, en peu de mots, des directions analogues aux services variés qu'elles peuvent rendre dans les campagnes. Dans les armées, les fraters et chaque individu, si l'on veut donner suite à mes propositions de les instruire, pourront représenter ici ces sages-femmes; et, dans la suite, on aura l'avantage de pouvoir recourir, en pareil cas, à tout homme qui aura été *militaire*.

deux bouts étroits, comme seraient des cordes ordinaires.

Il restera ensuite à garnir convenablement l'in-
térieur de ce cadre; c'est-à-dire, le milieu entre
les quatre pièces de bois, qu'on vient de lier ensemble.

Dans ce but, on aura recours à quelques cordes,
à des bandes ou à des pièces de linge solides, qu'on
attachera au cadre, de manière que le malade puisse
en être supporté.

De la paille cordée ou tressée pourra encore servir à
former cette espèce de fond de cadre dont nous avons
besoin. On le garnira ensuite, comme nous venons de
le dire à l'occasion du brancard.

Voici une autre manière qu'on peut aussi recommander : On aura deux perches ou deux branches
qu'on fixera à un drap de lit, à une nappe ou à de la
toile, de telle sorte, que ces objets forment le fond
d'un cadre ou d'un lit, dont les perches représenteront
les bords.

Il est plus d'une manière d'assujettir ces pièces de
linge, sans les clouer au bois.

On peut, par exemple, les doubler et coudre par le
milieu, afin d'avoir la facilité d'introduire entre deux,
les perches de chaque côté.

On peut également rouler ces perches de chaque côté
du drap ou de la nappe, et assujettir ces pièces de
linge, à la distance ou suivant la largeur qu'on voudra
donner à cette espèce de brancard.

Cette distance serait ensuite maintenue, s'il le fallait, au moyen de deux traverses, ou de deux petites pièces de bois, placées et assujetties entre les deux perches latérales.

Quel que soit le moyen de transport adopté, on n'y mettra le blessé que lorsqu'on aura la certitude qu'il n'y sera pas trop mal, pendant le temps, plus ou moins long, qu'il devra y rester; et que le moyen qu'on aura choisi ne viendra pas à manquer ou à se casser sous le poids du malade.

On aura soin, d'ailleurs, que la tête soit suffisamment élevée et à l'abri de la pluie, de la neige ou d'un soleil ardent.

Quelques mouchoirs ou pièces de vêtements, étendus sur des branches en demi-cercle, ou arrangés de telle autre manière, pourront suffire à cet effet.

Les membres, atteints de fractures, seront surtout l'objet de la plus grande attention, et devront être placés, ainsi que nous l'avons dit dans un autre article, avec un soin tout particulier.

Les parties blessées qui donnent du sang, ou qui auraient été le siége d'une hémorrhagie, seront mises de manière à pouvoir être facilement surveillées, et à l'abri de frottements et de violences.

Le transport même exige que les hommes s'entendent, d'abord pour enlever le brancard et, ensuite pour cheminer du même pas, afin d'éviter toute secousse douloureuse. Il sera bon, en conséquence, qu'un des assistants dirige seul la marche et commande, en marquant le pas, comme cela se fait avec les militaires.

La chaise à porteur réunit, après le brancard, le plus de commodité et de facilité.

On peut la remplacer, assez bien, avec un fauteuil ou même avec une simple chaise qu'on garnira, suivant les circonstances, et qu'on pourra, au besoin, porter sur deux branches ou deux fusils, à la manière du brancard et de la chaise à porteur.

La voiture, le traîneau, le char sont, enfin, les autres moyens qui nous restent, pour l'hacheminement des malades vers le lieu de leur destination (1).

Mais, ici encore, on ne perdra jamais de vue la nécessité d'arranger ces véhicules, de manière à procurer aux patients la meilleure position possible, et qu'ils y soient, à peu près, comme sur le brancard dont il a été question plus haut.

On recommandera également aux conducteurs d'aller doucement, et d'éviter soigneusement les mauvais pas et les cahottements (2).

---

(1) Je ne parlerai pas du transport par eau, le plus commode de tous, et qu'assurément on devra préférer, chaque fois qu'il sera praticable.

(2) On devrait surtout leur recommander de ne pas s'arrêter devant toutes les auberges, et de ne pas chercher à se faire pardonner leur invincible goût pour le vin, en en faisant boire aux malheureux qui leur sont confiés. Nous avons vu plus d'un malade succomber, en peu de jours, à l'hospice de ce canton, et qui seraient pleins de vie s'ils étaient restés chez eux, uniquement parce que, dans leur transport, ils avaient été arrêtés au froid et à la pluie près d'un cabaret; et qu'on leur avait donné, afin de les réchauffer et de les faire attendre patiemment, quelques verres de vin chaud et même des liqueurs. Avis aux admi-

Quel que soit, au reste, le moyen choisi pour transférer un blessé, il est difficile d'éviter deux moments plus ou moins pénibles; celui du placement sur le brancard, et celui du transport dans la chambre et le lit du malade.

Mais il suffira de se laisser diriger par quelqu'un d'entendu; d'être bien d'accord sur la manière de s'y prendre; de ne pas perdre de vue le genre de blessure que peut avoir l'individu; *de ne pas trop se presser.*

Au moyen de ces précautions, on aura la satisfaction d'épargner des douleurs vives et inutiles à un malheureux, qui succombe peut-être déjà sous le poids des plus affreuses souffrances.

Si la distance à parcourir est assez considérable, on aura soin de se pourvoir d'une boisson appropriée au cas actuel. Elle sera toujours convenable si elle n'est pas échauffante.

La bonne eau doit, en général, mériter la préférence; et il est bon de faire observer que, bien loin d'avoir besoin d'aliments, le blessé se trouvera toujours mieux de s'en passer tout à fait, surtout pendant les premiers jours.

On voit, du reste, par tous les détails dans lesquels nous avons cru devoir entrer, combien il importe, pour peu que les blessures offrent de gravité ou de danger, qu'on fasse la plus grande diligence, pour ap-

---

nistrations communales, et aux personnes qui expédient des malheureux par des ivrognes!

peler un homme de l'art, ou pour diriger le blessé vers un hôpital.

Il est évident, en outre, qu'il se présentera bien des cas où il sera nécessaire que le chirurgien fasse une partie du nécessaire, *sur les lieux mêmes* de l'accident, et qu'il préside, non-seulement au transport, mais à tout ce qui le précède et le suit.

ARTICLE VI.

Des moyens d'extraire les corps étrangers.

L'extraction des corps étrangers qui sont poussés accidentellement dans le corps, doit être tentée le plus tôt possible.

Si c'est une écharde, une épine, une aiguille, il faut les saisir adroitement, avec une pince, les ongles, ou les dents, de manière à les sortir complétement et *sans les rompre*. Si l'on ne peut réussir, il faut s'empresser d'aller chez un chirurgien, avant que l'inflammation s'établisse, et pendant qu'on peut voir exactement l'endroit où le corps a pénétré, ainsi que la direction qu'il a prise. Mettez, en attendant, un cataplasme ou de l'eau fraîche sur le siége du mal.

Si c'est dans l'œil qu'est entré le corps nuisible, il faut le faire sortir en y seringuant ou poussant de l'eau ou du lait.

Si on peut l'apercevoir, il est possible de le saisir

avec une pince, ou de le *balayer* avec du coton ou un petit rouleau de papier.

Il est assez facile de renverser les paupières, en les saisissant l'une après l'autre, par les cils, et en les pressant ensuite derrière les doigts, avec la tête d'une épingle, ou une aiguille à tricoter. Dans cet état, le corps étranger peut facilement être aperçu, saisi ou balayé.

Si vous ne réussissez pas, avec ces moyens simples, ne tardez pas d'avoir recours au chirurgien, et couvrez l'œil avec un linge trempé dans l'eau fraîche.

Quant aux corps étrangers qui s'insinuent dans l'oreille, il faut se garder de chercher à les arracher, si l'on n'est pas bien sûr de réussir, parce qu'on ne fait guère que de les enfoncer plus avant dans le canal. Le meilleur moyen de les expulser, c'est de seringuer ce canal, fortement et à réitérées fois. L'eau, en ressortant, ne manque jamais d'entraîner le corps étranger et même la cire qui peut s'être amassée et durcie.

Quand un corps étranger, introduit par la bouche et dans le cou, menace de suffocation, il faut hardiment porter un doigt vers ces parties. Ou bien on est assez heureux d'accrocher le corps fatal, ou la présence de ce doigt provoque les efforts du vomissement, qui chasse ce qui étouffe.

Une sangsue s'est-elle introduite dans l'intestin ou dans les parties de la génération? On la fait sortir ou périr avec un lavement ou des injections d'eau salée.

Si cet animal a été avalé, on fait boire de l'eau salée,

et l'on provoque le vomissement, à l'aide du doigt ou de la barbe d'une plume.

Nous avons déjà dit, dans un autre article, comment on pouvait utiliser ce doigt et cette plume, pour débarrasser l'estomac d'aliments, de boissons et d'autres *corps étrangers*, qui nuisent ou pourraient nuire par leur quantité ou leurs qualités.

Les excréments durcis et accumulés dans l'intestin, peuvent être envisagés comme un corps étranger qu'il faut s'empresser d'évacuer. Si les lavements réitérés d'eau tiède et d'huile ne suffisent pas pour cet effet, il ne faut pas craindre de porter, dans le fondement, un doigt préalablement graissé, afin de dégager, d'accrocher et de briser, pour ainsi dire, les matières qui sont comme maçonnées et enchâssées dans le canal.

On peut, dans ce but, se servir aussi d'une cuiller à café, ou du manche d'une fourchette.

Êtes-vous mordu par un chien ou un chat quelconque ? S'il vous est inconnu ou suspect, hâtez-vous de sucer fortement et très-longtemps la plaie, ou bien lavez-la avec le plus grand soin avec de l'eau, du vinaigre, du lait, de la salive, même avec de l'urine et de l'eau bourbeuse. Frottez-la, au besoin, avec de la *boue*. Toutes ces précautions peuvent empêcher l'effet du venin de la rage.

La seule efficace, c'est, sans contredit, de brûler tout le trajet qu'aura parcouru la dent de l'animal. Cette opération n'est, dans quelques cas, ni difficile, ni bien douloureuse ; mais il faut la réserver pour le chirurgien. On s'empressera donc d'aller *soi-même* chez le plus voisin, et de suivre exactement ses directions.

Les morsures de vipères et d'insectes venimeux ne réclament guère d'autres secours *provisoires.*

Les urines sont souvent retenues et accumulées dans vessie, et constituent alors un corps étranger très-fâcheux, dont il faut se hâter de procurer la sortie.

Eh bien! tous ceux qui redoutent, soit pour eux-mêmes, soit pour les leurs, cet accident parfois terrible, peuvent apprendre, en *quelques minutes,* à se servir très-bien de la sonde. Il suffit que le chirurgien, chargé de ce facile enseignement, veuille bien mettre, entre leurs mains, un de mes gros instruments d'étain.

Si, dans une rétention d'urine, il ne se trouve personne qui sache appliquer la sonde, on mettra le malade dans un bain tiède ; on l'y laissera plusieurs heures; et, avant ainsi qu'après ce bain, on recouvrira le bas-ventre et le haut des cuisses d'un large cataplasme.

Une hernie, quand elle est sortie, doit être envisageé comme *un corps étranger,* qu'il faut s'empresser de repousser et de maintenir avec un bandage. Quand celui-ci est bien appliqué, il ne faut l'ôter *ni jour ni nuit,* le moindre effort pouvant causer des accidents graves.

RÉSUMÉ.

Résumons, en peu de mots, et récapitulons, en faveur des militaires, les principales directions qu'on vient de lire, en les appliquant à l'une des blessures les plus graves qui puissent avoir lieu, dans la marche même et en pleine paix, tout comme en présence de l'ennemi.

C'est une jambe écrasée par un coup de pied de cheval, sous une roue, par une balle, un éclat d'obus, etc. Il y a déchirement des chairs, hémorrhagie, fracture, et il ne se trouve là, ni chirurgien, ni aucun moyen ordinaire de pansement.

Que vont faire les camarades du malheureux?

S'ils ont reçu quelque instruction analogue à ce que je recommande, voici la conduite qu'ils tiendront, sans doute et sans aucune hésitation :

Pendant que quelques-uns prépareront un brancard, d'après les directions données à l'article V, un autre s'empressera d'arrêter l'écoulement du sang, en portant le doigt vers l'endroit d'où naît l'hémorrhagie.

Un second cherchera des éponges, du coton, de la charpie, ou du linge pour remplacer le doigt; il se procurera, en même temps, des mouchoirs, qu'il pliera en forme de cravates.

Celles-ci serviront, soit pour appuyer le tampon qui doit arrêter le sang, soit pour fabriquer un tourniquet, s'il est jugé nécessaire, soit pour assujettir tous les moyens propres à fixer le membre sur le coussin, et à attacher les attelles sur celui-ci.

Un troisième ira à la recherche de ce coussin, de linges, de ces attelles ou d'une petite planche; et en fort peu de temps, tout sera prêt et appliqué.

On n'aura plus qu'à placer le blessé sur le moyen de transport, et d'arroser largement l'appareil avec de l'eau froide.

Les avantages qu'on obtiendra, par ces combinaisons simples, et qui auront lieu sans bruit et sans perte de temps, sont les suivants :

La vie pourra être conservée ; les souffrances seront singulièrement diminuées ; les chairs, meurtries le moins possible, causeront moins de gonflement ; l'inflammation violente sera enrayée.

Le chirurgien pourra donc procéder, plus tard, à l'amputation, si elle est indispensable ; ou se livrer à l'espoir de conserver le membre, si les circonstances ne sont, d'ailleurs, pas trop défavorables.

Tel est, incontestablement, le résultat avantageux que présente la chirurgie populaire et militaire que je propose.

Si l'on s'est vu privé, jusqu'ici, d'un pareil service sanitaire, c'est qu'on n'a rien organisé, ni rien prévu pour l'obtenir, et qu'on ne pouvait y songer sans les moyens simples que je viens d'indiquer.

Mais, je le répète, l'observation ne tardera pas à en constater les heureux effets, si les chirurgiens veulent bien mettre quelque zèle et quelque importance à faire donner, des directions analogues au grand but qu'il s'agit d'obtenir, et qu'il est si facile et si doux d'atteindre.

Ce que je viens de dire des militaires, devra s'entendre également des chefs d'ateliers et de famille, des pasteurs, des régents, des sages-femmes, des garde-malades, et de toutes les personnes qui ont à cœur et vocation de porter de prompts secours aux blessés, *en l'absence d'un homme de l'art.*

Si tous ces individus se procurent cette instruction, ou telle autre mieux rédigée et plus complète; s'ils se la font expliquer, dans quelques détails, par un médecin ou un chirurgien; s'ils consacrent quelques moments à s'exercer eux-mêmes, et à se familiariser avec certains petits moyens d'exécution; tous seront placés dans l'heureuse position que voici:

Ils seront en état de propager des connaissances utiles, de dissiper des préjugés et de mauvaises pratiques, d'éviter des souffrances cruelles, d'empêcher peut-être d'affreuses mutilations et, souvent, la mort même.

Tant d'avantages ne mériteraient-ils pas la peine de s'en occuper, d'y donner quelques soins, et de faire partie d'une bonne éducation?

Ne trouverait-on pas, par hasard, aussi important de posséder ces notions chirurgicales simples, que de savoir danser avec grâce et, pour les militaires, de faire, avec précision, la charge en douze temps.

Il m'est agréable d'annoncer, qu'on a fait, dans le canton de Vaud, un *premier* pas dans la carrière. Les *infirmiers militaires* font, pendant six semaines, le service d'infirmiers à l'hôpital; et *tous* les fraters sont tenus d'assister aux pansements, au fur et à mesure que leurs compagnies arrivent à l'école d'instruction.

Du reste, il m'est revenu, que la simple lecture du premier article de ces fragments, a sauvé la vie à un père de famille.

Il était à la montagne, lorsqu'une glissade, pendant qu'il tenait son couteau ouvert, fit diriger la pointe de celui-ci, directement sur l'artère crurale, laquelle fut largement incisée.

Cet homme intelligent et ferme ne perd point la tête, en face du danger qu'il court et qu'il n'entrevoit que trop. Il porte donc rapidement les pouces sur la plaie, d'où jaillissent des flots de sang ; il devient à l'instant maître de ceux-ci, appelle du secours et indique, avec un admirable sang-froid, comment il faut faire un tourniquet avec un mouchoir, et de quelle manière on doit l'appliquer.

Deux chirurgiens eurent ainsi le temps d'arriver et de se préparer à faire le nécessaire. Ils découvrirent, en effet, le tronc artériel, et ils en firent la ligature.

Je conserve la pénible impression que j'éprouvai, au commencement de ma pratique, dans un cas de médecine légale.

Une jeune et jolie épouse venait de se marier et était à dîner, avec de joyeux convives et des amis de noce, lorsque, voulant intervenir entre deux d'entre eux que le vin avait échauffés, elle reçut un coup de couteau qui lui ouvrit l'artère brachiale, un peu au-dessus du pli du bras. Elle est effrayée et se retire précipitamment dans une chambre voisine, où elle ne tarde pas d'expirer.

La simple application du doigt ou d'une cravate n'aurait-elle pas sauvé cette intéressante victime ?

Citerai-je le cas suivant qui a failli d'avoir les mêmes suites ?

J'avais saigné, un soir, un MÉDECIN ! Le lendemain

matin, il met un gilet de flanelle, un peu étroit et qui refoule la bande au-dessus du coude, de manière à la transformer en un lien circulaire, très-serré.

Le gonflement veineux survient, la plaie se rouvre largement et le sang ruisselle.

On accourt chez moi, les messages se succèdent comme pour un accident des plus graves, et je trouve, en arrivant, une chambre, un lit et un corps baignés dans le sang, et toute la maison en émoi et en pleurs.

J'enlève le gilet et la bande, et l'hémorrhagie s'arrête, à l'instant et d'elle-même.

En consultant leurs souvenirs, la plupart des praticiens n'auraient pas de peine à citer nombre de faits pareils, que *le plus léger principe de chirurgie populaire*, eût empêché de devenir funestes. Mais on vient de voir que cette partie constitue une spécialité, un art à part et *à créer*, puisqu'un *médecin*, d'ailleurs, très renommé, en ignorait les premiers éléments.

Du reste, on ne tardera pas à en sentir toute l'importance, et je connais quelques personnes qui n'entreprennent pas le plus petit voyage, sans avoir mes fragments pour les guider en route, en cas d'accidents, sinon pour eux-mêmes, du moins pour leurs gens et leur entourage. Qui oserait les blâmer!

Quant aux militaires, dont le sang et les bras sont, dans ce moment, tout à la patrie, ils seront un jour des propriétaires, des chefs de famille, d'ateliers, de village. Placés alors, dans des circonstances favorables pour faire le bien, détruire des préjugés et propager les saines doctrines, ils recueilleront le fruit de l'instruction clinique qu'ils auront reçue, et ne regretteront pas les moments de loisir ou de désœuvrement qu'ils lui auront consacrés.

Autrefois, les chefs des armées, les rois eux-mêmes s'empressaient de tendre une main secourable, aux braves que Bellone venait de frapper. Des guerriers chrétiens seraient-ils moins humains ou moins instruits? Ou plutôt, ne sont-ils pas les premiers intéressés à trouver, autour d'eux, des hommes sur lesquels ils puissent compter? Ne sentent-ils pas leurs cœurs généreux tressaillir, en pensant qu'ils pourront un jour arracher à une mort certaine, celui qui l'aura bravée peut-être, pour les sauver eux-mêmes.

Quel est le philanthrope qui, après avoir médité sur tout ce que je viens de dire et de répéter si longuement, ne porte, aussitôt et en soupirant, ses regards sur la malheureuse Espagne? (1) Je lis, aujourd'hui même (22 mars 1837), qu'après les combats des 10 et 14, et à peu de distance de Saint-Sébastien , des blessés furent DEUX JOURS sans pouvoir être pansés! C'eût été pourtant l'affaire de deux heures avec mes principes et mes moyens (2). Mais Dieu sait quelle pro-

---

(1) Ceci était écrit au commencement de 1837. Faut-il dire aujourd'hui : la malheureuse Algérie ?

(2) Je m'explique : Tous les blessés auraient reçu, sans aucun doute, un pansement quelconque et plus ou moins rationnel ; et chez le plus grand nombre, ce premier appareil eût été bien suffisant, et n'aurait laissé que peu à désirer. Restait donc cette faible minorité de cas, où des opérations graves, délicates, mais *urgentes,* auraient été de rigueur. Tous les blessés de cette caté-

digieuse quantité de charpie , de bandes , de rubans
divers , de compresses, de paillassons , etc. , on exigea ,
et comme on gémissait aussi de ne pouvoir se les
procurer tous ensemble! Et cependant , le *coton et
les calicots* étaient , probablement, en abondance dans
ce port de mer, et *dans une ville* occupée par des An-
glais.

Et qui ne voit pourtant , que ces deux objets auraient
amplement suffi à TOUTES les exigences ? Que *tous* les
pansements auraient été faits, défaits et refaits avec bien
autrement de facilité , de douceur, de convenance , de
sécurité , de promptitude et de propreté, à l'aide de
ces deux *seuls moyens,* qu'avec cette masse informe et
ridicule de *chiffons ,* dont on ne cesse d'encombrer encore la chirurgie militaire, et de surcharger les pauvres
blessés.

Ce triste événement , ce déplorable exemple du fu-
neste accroissement des calamités de la guerre, par
le fâcheux effet des mauvaises mesures que prend

---

gorie auraient été désignés , au fur et à mesure et dirigés, seuls,
vers la salle d'opération , où les chirurgiens opérateurs s'en seraient occupés *tout d'abord.* Il n'y aurait eu, de cette manière , ni
encombrement, ni presse, ni besogne fouettée, et tous les individus de cette classe auraient reçu, immédiatement, des soins
convenables et en rapport avec la gravité de leurs circonstances,
sans, toutefois, que les autres blessés eussent été négligés ou
dans le cas de se plaindre.

On n'eût pas tardé, en effet, à venir à eux et à les examiner,
avec cette attention , cette maturité qu'on aurait eu le temps de
mettre et qui manquent, le plus souvent, lorsqu'on ne sait où
donner de la tête et des mains , et qu'on est au milieu des scènes
de douleur que présentent les suites d'une bataille.

l'administration, et qu'observent partout les chirurgiens ; ces secours si imparfaits, si insuffisants, si
irrationnels et si tardifs, parleront-ils du moins assez
haut, pour disposer les esprits en faveur des réformes
chirurgicales, et les engager à s'occuper des moyens
d'y parvenir sans trop de délais ?

J'invite, au reste, tous les praticiens, surtout les
chirurgiens militaires, et tous ceux qui sont attachés
à des établissements publics, à faire incessamment
l'essai de mon moyen. J'ose leur garantir qu'ils peuvent s'y livrer en toute sécurité, et que mon mode
de pansement est tellement innocent, qu'il ne compro-
mettra, jamais et en aucune manière, ni le succès de
leurs opérations, ni l'état des malheureux confiés à
leurs soins.

J'ajouterai qu'il n'en est pas de mes propositions,
comme de celles dont la solution doit se faire longtemps attendre, et exiger des recherches longues et
difficiles. *Quelques jours* suffiront amplement, pour les
apprécier à leur juste valeur ; et j'ai lieu d'espérer
qu'on voudra bien ne pas se refuser à cette facile
épreuve, qu'éclaireront, d'ailleurs incessamment, l'*expérience et la raison.*

Paris. — Imprimerie de Rignoux, rue des Francs-Bourgeois-S.-Michel, 8.